Mohamed Jlidi
Walid Bouaicha
Selim Daas

Tratamento cirúrgico das fracturas isoladas do capitel

Mohamed Jlidi
Walid Bouaicha
Selim Daas

Tratamento cirúrgico das fracturas isoladas do capitel

Avaliação funcional clínica e radiológica

ScienciaScripts

Imprint

Cover image: www.ingimage.com

This book is a translation from the original published under ISBN 978-620-6-71597-9.

Publisher:
Sciencia Scripts
is a trademark of
Dodo Books Indian Ocean Ltd. and OmniScriptum S.R.L publishing group

120 High Road, East Finchley, London, N2 9ED, United Kingdom
Str. Armeneasca 28/1, office 1, Chisinau MD-2012, Republic of Moldova, Europe
Printed at: see last page
ISBN: 978-620-7-89762-9

INTRODUÇÃO

As fracturas do capitel são raras. Representam menos de 1% de todas as fracturas do cotovelo. Trata-se de uma lesão frontal parcial da extremidade distal do úmero. Estas lesões podem provocar calosidades articulares, osteoartrite pós-traumática, rigidez, dor e instabilidade. [1]. Estas fracturas coronais de cisalhamento do capitel são o resultado da compressão axial do capitel pela cabeça do rádio [2].

O diagnóstico de uma fratura do capitel é feito através de radiografias simples do cotovelo, mas a extensão da fratura é frequentemente subestimada nesta avaliação radiológica inicial, podendo mesmo ficar ocultas lesões não deslocadas ou osteocondrais[3,4]. A tomografia computorizada é geralmente necessária para a avaliação, classificação e planeamento cirúrgico.

O tratamento ortopédico já não é necessário, uma vez que estas fracturas articulares requerem uma redução anatómica e uma mobilização precoce.

O tratamento cirúrgico evoluiu da osteossíntese de foco fechado ou da simples excisão do fragmento para a fixação interna aberta, utilizando parafusos corticais ou parafusos directos com cabeças enterradas. Os parafusos de Herbert e Scarf têm várias vantagens sobre os parafusos canulados. Permitem a compressão da fratura com danos mínimos na cartilagem articular [5]. Isto permite uma reabilitação precoce e não requer a remoção do equipamento. O seu elevado custo continua a ser uma limitação à sua utilização. A utilização de uma ou outra técnica continua a depender dos hábitos dos cirurgiões e da disponibilidade de meios técnicos. Poucos estudos compararam estas duas abordagens terapêuticas [6].

O objetivo do nosso estudo foi analisar os resultados funcionais, clínicos e radiológicos do tratamento cirúrgico das fracturas do capitulo e comparar esses resultados de acordo com o método de osteossíntese utilizado.

MÉTODOS

1. Tipo de estudo

Este é um estudo retrospetivo de um único centro realizado no departamento de ortopedia e traumatologia do Hospital Mohamed Tahar Maâmouri em Nabeul, durante um período de 6 anos, de janeiro de 2016 a dezembro de 2022, centrado no tratamento cirúrgico das fracturas do capitel.

2. População do estudo :

2.1. Critérios de inclusão

Incluímos no nosso estudo doentes com :

- Mais de 18 anos de idade
- Fratura isolada do capitel tratada cirurgicamente
- Um dossier utilizável (caderno de observações e uma avaliação radiológica completa no pré-operatório, no pós-operatório e no último seguimento)
- Um período de acompanhamento superior a 6 meses.

2.2. Critérios de exclusão

Excluímos :

- Doentes que perderam o seguimento
- Um ficheiro inutilizável (uma avaliação radiológica em falta no pré-operatório, no pós-operatório ou no último acompanhamento)
- Fratura associada da tróclea

2.3. Critérios de não-inclusão

- Idade inferior a 18 anos
- Outras fracturas do cotovelo: fracturas do olécrano, fracturas supra e intercondilares...
- Fracturas tratadas ortopedicamente
- Menos de 6 meses
- Fratura patológica
- Fratura associada da diáfise do úmero ou da cabeça do rádio.

3. Métodos :

3.1. Recolha de dados

Consultámos os arquivos do serviço de cirurgia ortopédica e traumatologia do hospital universitário Mohamed Taher Maamouri de Nabeul para o período de janeiro de 2016 a dezembro de 2022. Recolhemos 31 observações classificadas como fratura do capitel. Depois de verificar os critérios de inclusão e exclusão, mantivemos 22 observações. Os dados clínicos e radiológicos de cada paciente foram registados num formulário previamente preparado.

3.2. Perfil epidemiológico

Para cada doente, anotámos :

- Idade no momento do traumatismo
- Sexo
- História médica e cirúrgica
- Hábitos: fumar
- Origem do doente: urbana ou rural
- O lado dominante
- A profissão
- As circunstâncias em que ocorreu o traumatismo

3.3. Exame clínico

A inspeção revelou impotência funcional do membro superior. A mobilização do cotovelo provocava dor. Foi efectuada uma pesquisa sistemática de complicações vasculares e nervosas.

O exame somático completo procurou lesões abdominais, torácicas, cranianas ou músculo-esqueléticas associadas.

3.4. Exame radiológico

As radiografias padrão foram efectuadas de forma sistemática e incluíram uma vista frontal e lateral do cotovelo.

Foi pedida uma TAC para analisar a fratura com maior precisão e excluir qualquer outra fratura associada (Figura 1).

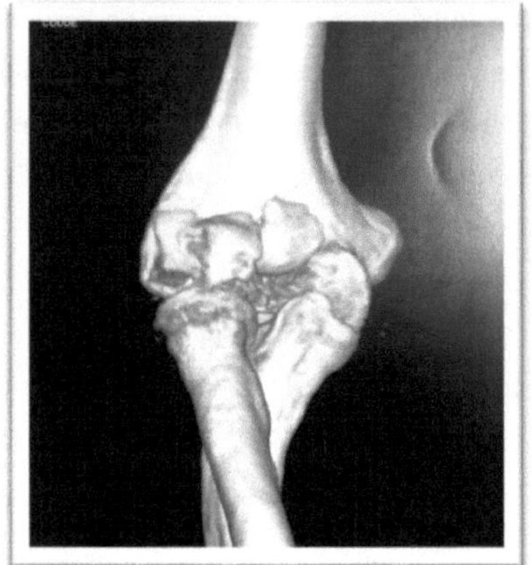
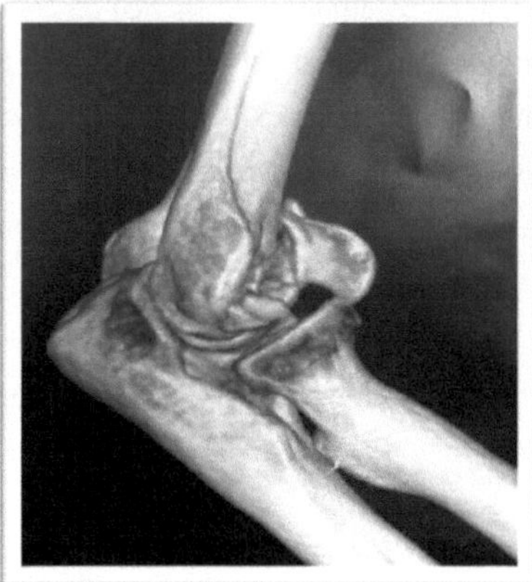

Figura 1 Secções de digitalização 3D mostrando uma fratura cominutiva do capitel

Utilizámos a classificação de Bryan e Morrey [7,8]. As fraturas do capitel são classificadas em quatro tipos (Figura 2):

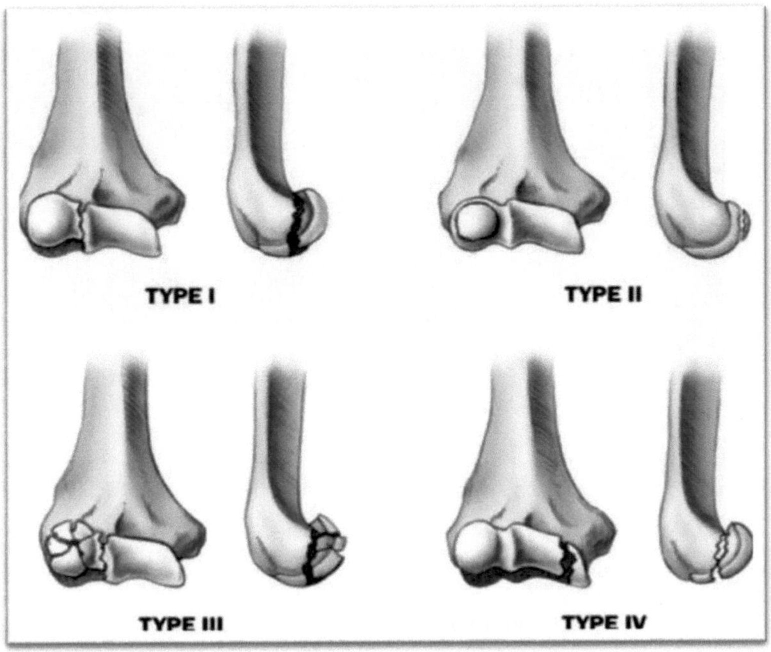

Figura 2 Classificação de Bryan e Morrey

Tipo I: A fratura de Hahn-Steinthal envolve uma grande parte do capitel. A tróclea é apenas minimamente envolvida (Figura 3).

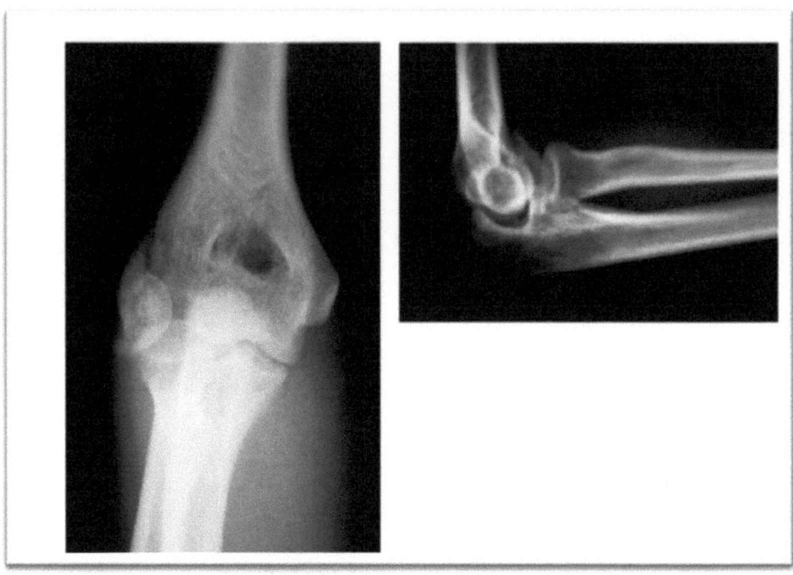

Figura 3 Fratura do capitel tipo 1

O tipo II, também conhecido como fratura de Kocher-Lorenz, é uma fratura de separação da cartilagem articular com muito pouco osso subcondral ligado (Figura 4).

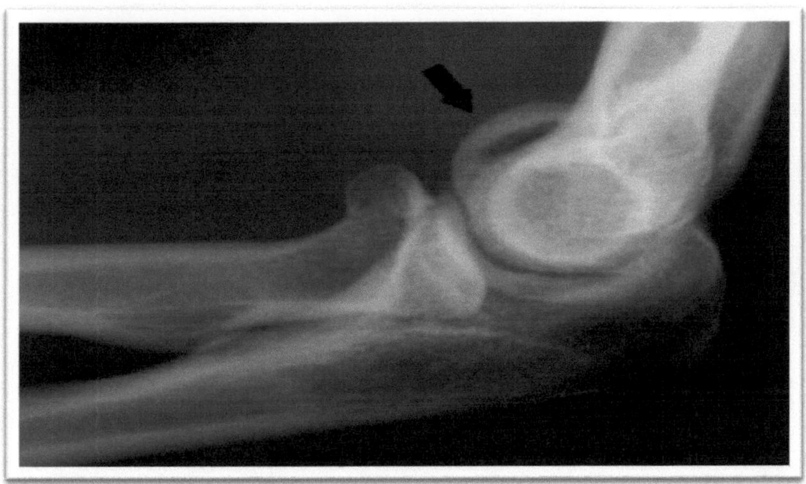

Figura 4 Fratura do capitel tipo 2

O tipo III é uma fratura multi-fragmentária, como mostra a Figura 5.

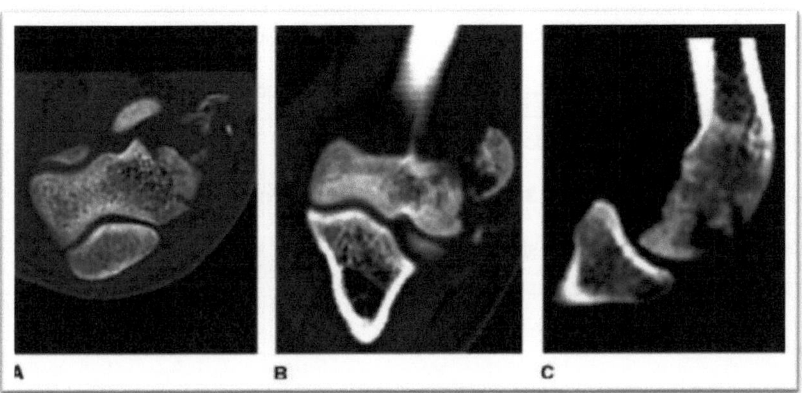

Figura 5 Fratura do capitel tipo 3

McKee acrescentou um Tipo IV, que é uma fratura do plano coronal envolvendo o capitel e parte da tróclea como um único segmento (Figura 6).

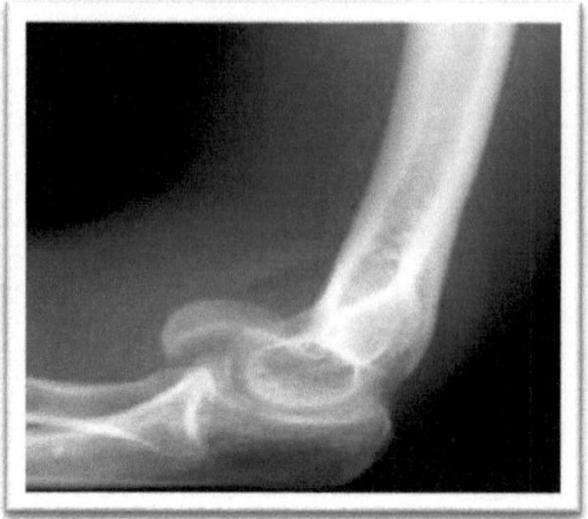 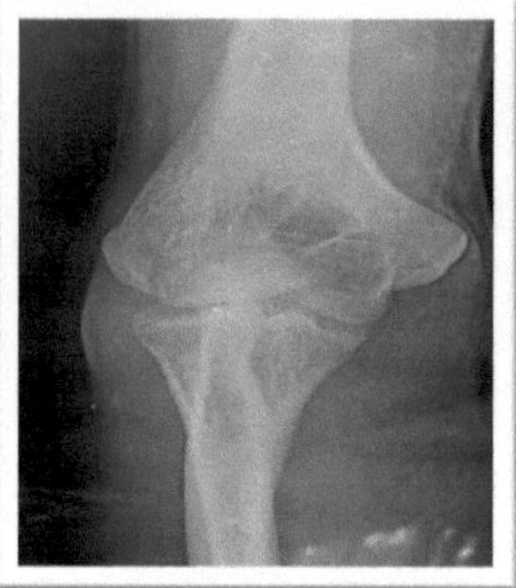

Figura 6 Fratura do capitel tipo 4

3.5. Tratamento cirúrgico

3.5.1. Tempo de funcionamento

O tempo de tratamento é definido pelo período de tempo que decorre entre o traumatismo e a operação.

3.5.2. Tipo de anestesia

A operação é efectuada sob anestesia geral ou anestesia loco-regional.

3.5.3. Tipo de material de osteossíntese

Na nossa série foram utilizados dois tipos de implantes:

3.5.3.1. Parafusos do lenço

Os parafusos de fixação são parafusos de cabeça enterrada que permitem o aparafusamento direto do capitel (Figura 7).

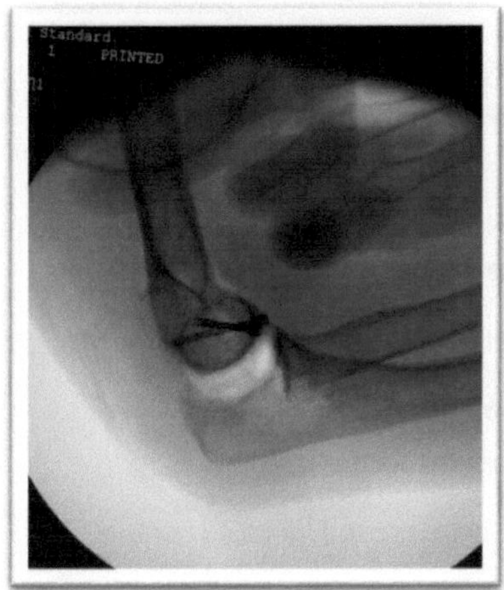

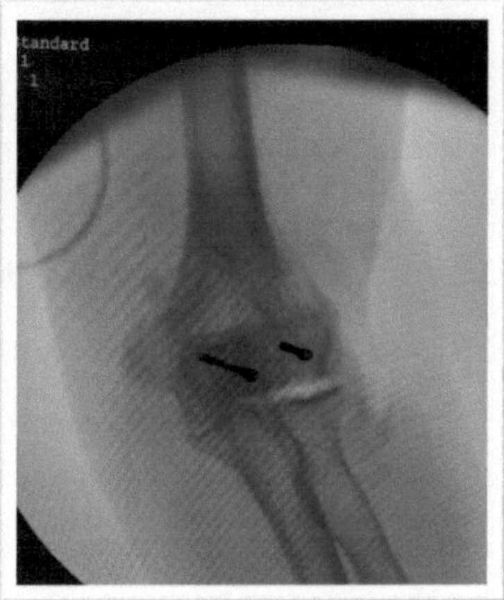

Figura 7 Osteossíntese **de** uma fratura do capitel com fixação direta por parafuso com um parafuso de fixação

3.5.3.2. Parafusos corticais

A estabilização da fratura do capitel pode ser conseguida através da fixação póstero-anterior com um ou dois parafusos corticais (Figura 8). [9,10].

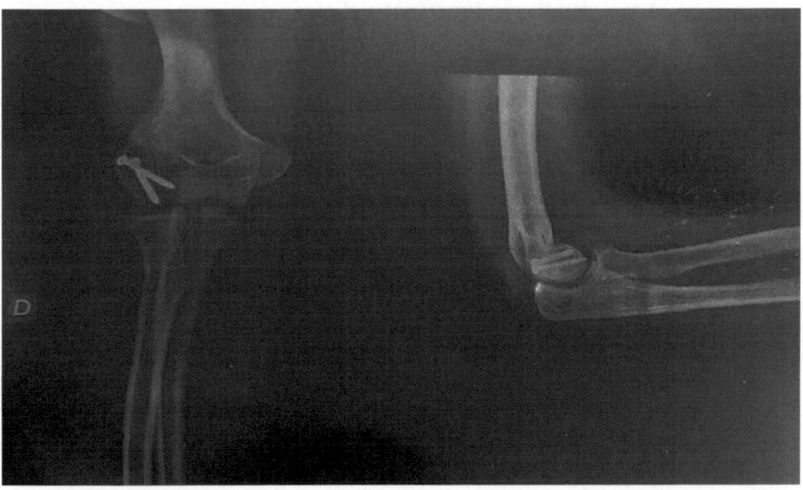

Figura 8 Osteossíntese da fratura do capitel com dois parafusos de extensão

3.5.4. Abordagem

Todos os doentes foram submetidos a cirurgia através de uma abordagem externa ao cotovelo.

3.5.5. Duração do internamento hospitalar

Este é o número de dias entre a admissão e a alta.

3.6. Acompanhamento pós-operatório

3.6.1. Cuidados pós-operatórios

Foram administrados antibióticos profilácticos e analgésicos durante 48 horas.

3.6.2. Imobilização

Todos os doentes foram imobilizados com uma tala braquial antebraquial.

3.6.3. Reabilitação

A reabilitação foi sistematicamente indicada. O seu objetivo era prevenir a rigidez e a amiotrofia.

4. Avaliação dos resultados

4.1. Avaliação funcional e clínica

4.1.1. Escala visual analógica :

A dor foi avaliada por EVA em todos os pacientes [11].

4.1.2. Mobilidade do cotovelo

Avaliámos :

- A extensão
- Dobragem
- Pronação
- Supinação

4.1.3. Pontuação de desempenho do cotovelo Mayo

A pontuação de desempenho do cotovelo de Mayo [12] é um questionário auto-administrado. Foi concebido para avaliar as limitações de mobilidade do cotovelo devido a patologia na vida diária; a sua pontuação máxima é 100. Utiliza 4 subescores: dor, mobilidade, estabilidade e actividades diárias envolvendo o cotovelo (Anexo 1).

4.1.4. American Shoulder and Elbow Score (ASES)

O American Shoulder and Elbow Score (ASES) [13,14] é um instrumento fiável e válido para avaliar a função do ombro e do cotovelo [5]. O ASES também foi normalizado para a avaliação da função do cotovelo, com uma secção de autoavaliação pelo doente e uma secção de avaliação pelo médico. (Apêndice 2)

4.2. Avaliação radiológica

Foram utilizadas radiografias normais para avaliar a consolidação da fratura, para identificar qualquer deslocação secundária ou descolamento do material de osteossíntese e para monitorizar o desenvolvimento de complicações.

4.3. Complicações

4.3.1. Aigues

- Infeção
- Síndrome de Volkman
- Outros

4.3.2. Crónicas

- Algodistrofia
- Pseudartrose
- Rigidez e anquilose do cotovelo
- Calo vicioso (Figura 9)

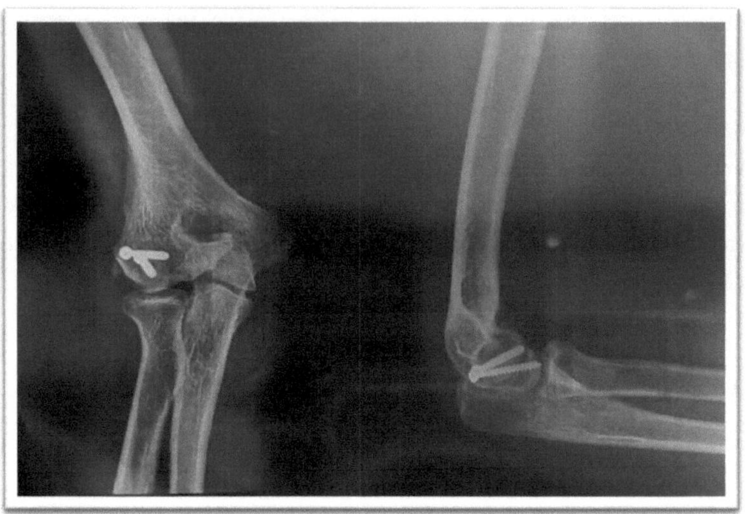

Figura 9: Calo de uma fratura do capitel

- Osteoartrose do cotovelo
- Instabilidade
- Ossificação periarticular
- Desembalar o equipamento
- Protrusão de material intra-articular (figura 10)

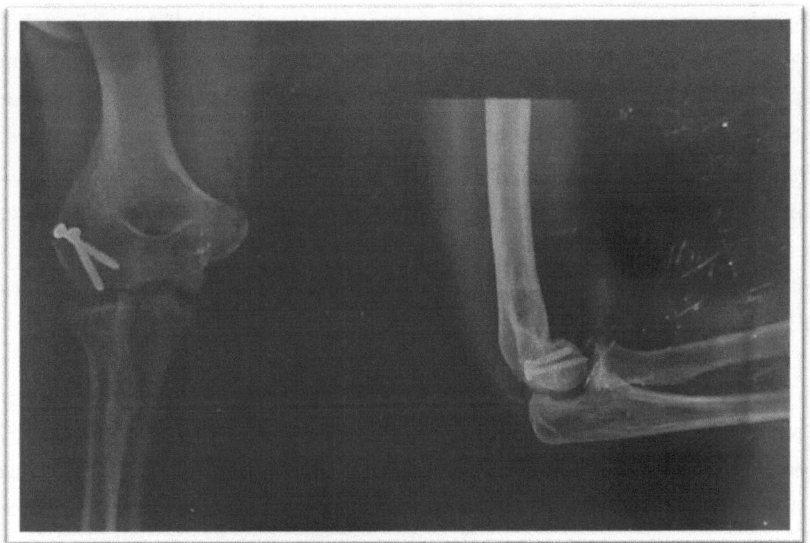

Figura 9 Protrusão intra-articular do material

5. Análise estatística

Os dados foram introduzidos no software SPSS versão 26.0.

A análise estatística foi efectuada com recurso ao software SPSS versão 26.0.

Calculámos as frequências absolutas e as frequências relativas (percentagens) para as variáveis qualitativas. Calculámos as médias, medianas e desvios-padrão e determinámos os valores extremos para as variáveis quantitativas.

As comparações de médias em séries independentes foram efectuadas através do teste U de Mann Whitney. As comparações de percentagens em séries independentes foram feitas através do teste do Qui-quadrado de Pearson e, em caso de significância no teste do Qui-quadrado e de não validade deste teste e comparação de duas percentagens, através do teste exato bicaudal de Fisher.

6. Pesquisa bibliográfica

Efectuámos uma pesquisa bibliográfica, analisámos teses e estudámos obras sobre traumatologia e ortopedia disponíveis nas quatro faculdades de medicina tunisinas, a fim de discutir e comparar os nossos resultados com os dados da literatura. A pesquisa bibliográfica foi efectuada no portal Pub Med utilizando as seguintes palavras-chave: Fracture du capitellum (fratura do capitel), osteosynthesis (osteossíntese), surgical treatment (cirurgia) e complications (complicação). Os artigos foram posteriormente descarregados dos sítios Web Science Direct, EM Premium e Springer Link. Alguns artigos estavam disponíveis gratuitamente nos sítios Web das revistas (AJR, Joint Bone J Surg Br...).

7. Ética e consentimento do doente

Todos os pacientes incluídos neste estudo foram informados de que os seus dados permaneceriam confidenciais e que a consulta só seria autorizada pelas pessoas que colaboram neste estudo. Nenhum doente recusou. Não foi declarado qualquer conflito de interesses.

RESULTADOS

1. Parâmetros epidemiológicos :

1.1. Idade :

A idade média dos nossos pacientes foi de 42,77 ± 42,77 anos, com extremos variando de 21 a 68 anos. A distribuição dos pacientes por faixa etária é mostrada na Figura 11.

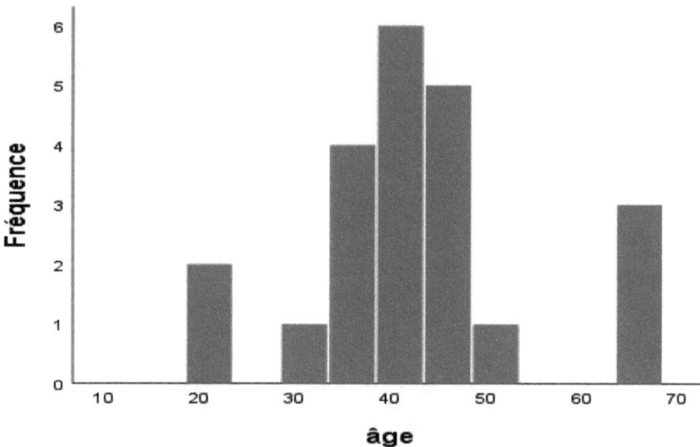

Figura 11: Repartição dos doentes por grupo etário

1.2. G énero:

Nesta série, houve um claro predomínio do sexo feminino, com uma razão de sexo de 0,57 (Figura 12).

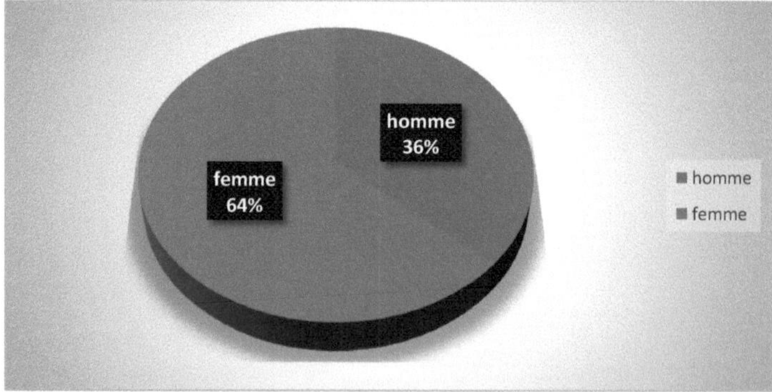

Figura 10 Repartição dos doentes por género

1.3. Profissão :

Predominaram os trabalhadores sedentários e os doentes não activos (86% dos casos) (Figura 13).

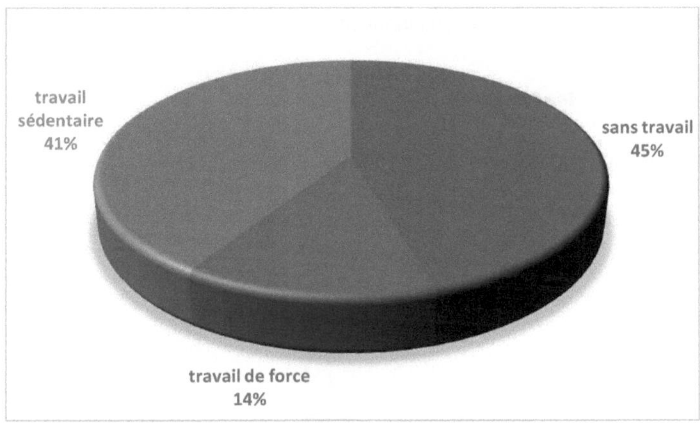

Figura 11 Repartição dos doentes por profissão

1.4. História e co-morbilidades :

A maioria dos doentes (55%) não tinha antecedentes patológicos significativos. A diabetes predominou (18%) (Tabela I).

Mesa I Distribuição dos doentes por antecedentes

	Número	%
ATCD	10	45%
Diabetes	4	18%
Antecedentes cardiovasculares	3	14%
Outros	5	23%

1.5. Fumar :

Cinco doentes eram fumadores activos. Todos os fumadores eram homens.

1.6. Origem:

Verificámos que 73% dos doentes viviam em zonas rurais (N=16 casos) em comparação com 25% em zonas urbanas (N=6 casos).

2. Estudo clínico:

2.1. Lado alcançado:

O cotovelo direito foi o mais afetado (60%). Não se registou nenhum envolvimento bilateral na nossa série. O lado dominante em 19 casos (86%).

2.2. Mecanismo:

Os acidentes domésticos foram os mais frequentes (69%) (Figura 14).

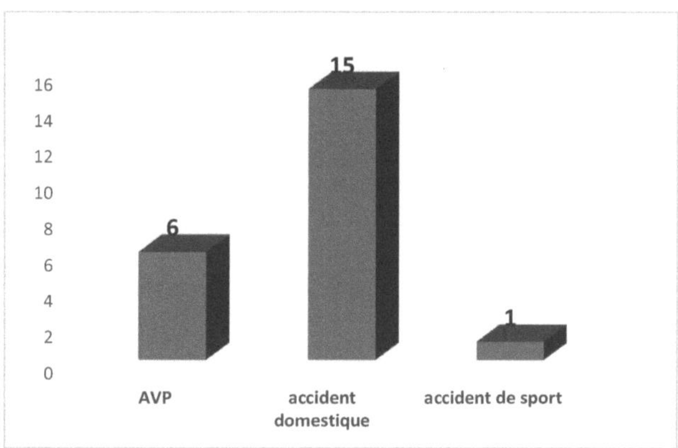

Figura 12 Repartição dos doentes por circunstâncias do traumatismo

3. Exame físico :

A dor foi o sintoma mais comum (91%). Não foram registadas aberturas cutâneas ou complicações vasculares ou nervosas (Tabela II).

Tabela II Distribuição dos sintomas

Fator	Força de trabalho	Percentagem
Dor	20	91%
impotência funcional total	10	45%
Deformidade do cotovelo	3	14%
Edema	1	5%

4. Estudo radiológico

Todos os nossos doentes efectuaram uma radiografia frontal e lateral do cotovelo. A tomografia computorizada foi solicitada em 11 casos (50%). A maioria das fracturas foi classificada como tipo I (45%) de acordo com a classificação de Brayn e Morrey modificada (Figura 15).

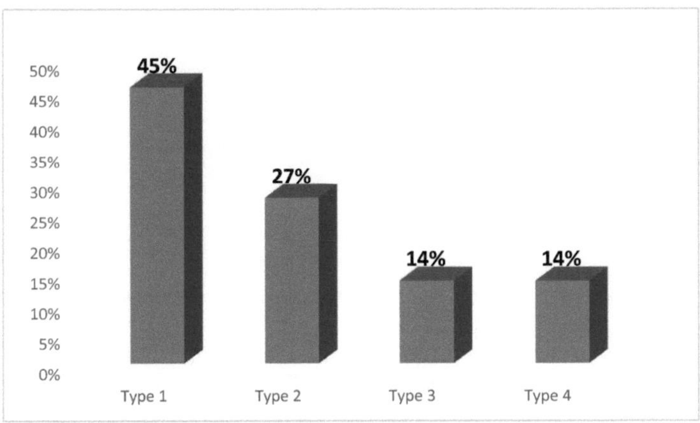

Figura 13 Distribuição das fracturas de acordo com a classificação de Brayn e Morrey modificada

5. Gestão terapêutica:

5.1. tipo de anestesia

63,63% dos doentes foram submetidos a uma anestesia geral.

5.2. Tempo de funcionamento :

O tempo médio de funcionamento foi de 3,9 dias, com extremos que variam de 1 a 7 dias.

5.3. Abordagem :

Em todos os doentes foi utilizada a abordagem externa anterolateral do cotovelo.

5.4. Tipo de osteossíntese:

O tipo de material mais utilizado foi o parafuso cortical 3.5 (76% dos casos) (Figura 16).

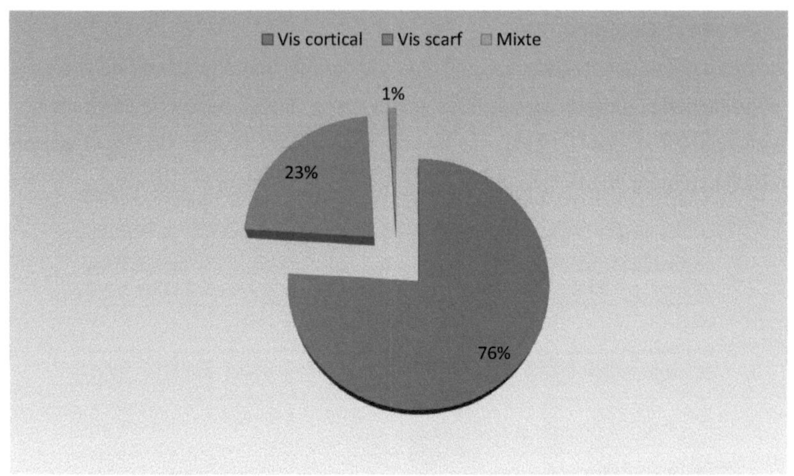

Figura 14 Distribuição dos pacientes por método de osteossíntese

Quatro fracturas foram estabilizadas por fixação direta com parafusos. A fixação posterior-anterior com parafusos foi utilizada em 17 casos. Estas duas técnicas foram utilizadas em conjunto apenas num caso.

5.5. Duração da estadia :

A média de permanência hospitalar foi de 5,77 dias, com extremos que variaram de quatro a sete dias.

6. Acompanhamento pós-operatório:

6.1. Tratamento pós-operatório :

Foram prescritos analgésicos e profilaxia antibiótica a todos os doentes.

6.2. Tempo de inatividade:

A duração média da imobilização foi de 21 dias, com extremos que variaram entre 16 e 26 dias.

6.3. Reabilitação

A reabilitação foi prescrita para todos os doentes. O número médio de sessões foi de 39,14, com extremos que variaram entre 25 e 54 sessões.

7. Complicações secundárias tardias:

7.1. Complicação aguda

Não foram registadas complicações agudas.

7.2. Complicação crónica

Foi registada algodistrofia em dois doentes. A rigidez do cotovelo foi registada em quatro casos. O calo vicioso foi encontrado apenas num doente.

Três doentes desenvolveram osteoartrite pós-traumática. A protrusão intra-articular do material foi registada apenas num caso.

8. Resultados funcionais:

O seguimento médio foi de 25,36 meses, com extremos que variaram de 12 meses a 72 meses.

8.1. Dor :

A pontuação média da EVA foi de 1,9 [1-3].

8.2. Mobilidade do cotovelo :

No último seguimento, os doentes apresentavam uma flexão média de 137,5°. As amplitudes articulares são apresentadas na Tabela III.

Tabela III Amplitudes conjuntas no último recuo

	Média	Mediana	Mínimo	Máximo
Flexão (°)	137,5	140	90	150
Extensão (°)	-19,77	-20	-55	0
Pronação (°)	74,32	80	45	90
Supinação (°)	56,82	65	0	90

8.3. Regresso ao trabalho :

Todos os doentes que efectuaram trabalho sedentário regressaram ao trabalho num prazo médio de 10 semanas. No caso dos doentes que efectuavam trabalhos pesados, apenas três não regressaram ao trabalho.

8.4. Pontuação ASES

A pontuação média da ASES foi de 72,32, variando de 64 a 80.

8.5. Pontuação de desempenho do cotovelo Mayo

O índice médio de desempenho do cotovelo da Clínica Mayo foi de 90,2 (Tabela IV).

Tabela IV Distribuição de acordo com o índice da Clínica Mayo

	MEPS	Dor	Mobilidade	Estabilidade	Função
Média	90,2	41,8	16,8	10	21,6
Mínimo	85	40	15	10	20
Máximo	100	45	20	10	25
Mediana	85	40	15	10	20

9. Resultados radiológicos

A fratura consolidou-se em todos os doentes num prazo médio de 45 dias. Registou-se um atraso na consolidação em três casos.

10. Resultados funcionais em função da técnica :

Dividimos a nossa população de acordo com os meios de osteossíntese em :

- Grupo A: inclui 17 fracturas estabilizadas por fixação com parafusos corticais de 3,5.
- Grupo B: inclui quatro doentes tratados com aparafusamento direto utilizando parafusos Scarf

10.1. Dor :

A pontuação média da EVA foi de 2 em ambas as técnicas, sem diferença significativa (p=0,27).

10.2. Mobilidade do cotovelo :

No recuo final, os pacientes do grupo B apresentaram melhor flexão, mas não houve diferença significativa (p=0,085) (Tabela V).

Mesa V Reparação da medição da flexão de acordo com o método de osteossíntese

Meios de osteossíntese	Média	Mínimo	Máximo	P
Cachecol	145	135	150	0,085
Parafuso 3.5	135,29	90	150	

Os doentes do grupo A tinham uma extensão média de -26, em comparação com uma extensão média de -18 para os doentes do grupo B. (p=0,218) (Quadro VI)

Tabela VI Reparação da medição da extensão de acordo com o método de osteossíntese

	Média	Mínimo	Máximo	P
Lenço	-26	-40	-15	0,218
Parafuso 3.5	-17,94	-55	0	

Não houve diferença significativa no valor médio da pronação entre os dois grupos (p=0,493) (Tabela VII).

Tabela VII Reparação da medição da pronação de acordo com o método de osteossíntese

	Média	Mínimo	Máximo	P
Cachecol	71	55	90	0,493
Parafuso 3.5	75,29	45	90	

Para a supinação, notamos que a média do grupo A foi maior, mas sem diferença significativa (p=0,058) (Tabela VIII).

Tabela VIII Reparação da medição da supinação segundo o método de osteossíntese

	Média	Mínimo	Máximo	P

Cachecol	43	20	55	0,058
Parafuso 3.5	60,88	0	90	

10.3. Pontuação ASES

A técnica de osteossíntese não teve influência significativa na pontuação ASES (Tabela IX).

Tabela IX Reparação da medição da supinação de acordo com o método de osteossíntese

ASES	Média	Mínimo	Máximo	P
Lenço	71,4	64	80	0,543
Parafuso 3.5	72,59	70	80	

10.4. Índice de desempenho da Clínica Mayo

As medidas médias do Mayo Clinic Performance Index foram mais elevadas nos doentes do grupo B. Esta diferença foi significativa (p=0,038) (Tabela X).

Mesa X Reparação das médias do índice de desempenho da Clínica Mayo de acordo com o método de osteossíntese

	Cachecol		Parafuso 3.5		P
	Média	Mediana	Média	Mediana	
MEPS	96	100	89	85	0,038
Dor	44,00	45,00	41,18	40,00	0,020
Mobilidade	19,00	20,00	16,18	15,00	0,020
Estabilidade	10,00	10,00	10,00	10,00	

Função	23,00	25,00	21,18	20,00	0,136

10.5. Complicações crónicas segundo o tipo de osteossíntese

A taxa de complicações crónicas foi mais elevada quando se utilizou o parafuso SCARF, mas não de forma significativa (Tabela XI).

Tabela XI Reparação de complicações crónicas por tipo de osteossíntese

	Cachecol		Parafuso 3.5		P
	Número	%	Número	%	
algodistrofia	1	20%	1	6%	0,358
Rigidez	0	0%	4	24%	0,251
Calo vicioso	0	0%	1	6%	0,6
Osteoartrite	2	40%	4	24%	0,491
Projeção do equipamento	1	20%	0	0%	0,063

DISCUSSÃO

As fracturas do capitel são raras, com uma prevalência estimada entre 0,5 e 1% de todas as fracturas do cotovelo em adultos. [15]. O tratamento ortopédico é cada vez mais obsoleto porque estas fracturas articulares requerem uma redução anatómica e uma mobilização precoce. [3]. O tratamento cirúrgico evoluiu da osteossíntese fechada ou da simples excisão do fragmento para a fixação interna aberta, utilizando parafusos canulados ou parafusos directos com cabeça enterrada. Os parafusos de Herbert e os parafusos Scarf têm várias vantagens sobre os parafusos canulados [10]. Permitem a compressão da fratura com danos mínimos na cartilagem articular. Isto permite uma reabilitação precoce e não requer a remoção da ferragem. O seu elevado custo continua a ser uma limitação à sua utilização. A utilização de uma ou outra técnica continua a depender dos hábitos dos cirurgiões e da disponibilidade de meios técnicos. Poucos estudos compararam estas duas abordagens terapêuticas.

Realizámos um estudo retrospetivo monocêntrico no serviço de traumatologia-ortopedia do Hospital Universitário Mohamed Tahar-Maâmouri Nabeul, durante um período de 6 anos, sobre o tratamento cirúrgico das fracturas do capitel.

O objetivo do nosso estudo foi analisar os resultados funcionais, clínicos e radiológicos do tratamento cirúrgico das fracturas do capitel, em função do tipo de osteossíntese utilizada.

1. Perfil epidemiológico

1.1. Idade e sexo

A idade média na nossa série foi de 42,77 ± 42,77 anos, com extremos que variaram entre 21 e 68 anos, o que é consistente com a literatura. De facto, a idade média dos adultos com fracturas do capitel varia entre os 37,5 e os 63 anos, de acordo com os estudos [16-20].

Numa série de fracturas do capitel de tipo IV, a idade média dos doentes com fracturas do capitel era de 32 anos. [17]. Em contrapartida, Najib A et al. [18] verificaram que a maioria dos doentes com fracturas do capitel tinha mais de 75 anos de idade e que as mulheres eram mais afectadas por estas fracturas do que os homens.

Autor	Ano	Trabalhadores	Idade média (anos)
Tanriverdi et al.	2020	16	40
Kapil Mani KC et al.	2020	21	39
Fang et al.	2023	5	54,6
Yoshida et al	2021	16	49
A nossa série	2023	22	44,7

Quadro XII: Variação da idade de acordo com a literatura

De acordo com a literatura, a distribuição por género dos doentes com fraturas do capitel variou de estudo para estudo. Pavić R et al [21] encontraram uma predominância de mulheres em sua série de 35 pacientes com fraturas isoladas do capitel com uma razão de sexo de 0,75. Esses resultados são consistentes com nossa série, de fato, a razão de sexo em nosso estudo é de 0,57.

Numa série de 101 casos, Ha C et al [22] estudaram as fracturas do capitel associadas a fracturas da cabeça ou do colo do rádio. O autor refere que as fracturas concomitantes do capitel ocorrem mais frequentemente em mulheres.

No entanto, encontrámos muitas séries com uma predominância masculina. De facto, Rausch V et al [16] encontraram um rácio de sexo de 2,1. Além disso, uma revisão de 14 casos tratados por redução aberta e fixação interna com parafusos de Herbert revelou que nove pacientes eram homens e cinco eram mulheres [15]Schmidt et al. verificaram que estas fracturas ocorrem mais frequentemente em homens jovens ou mulheres idosas. [20].

Estas variações epidemiológicas podem ser explicadas pela seleção dos doentes.

Autor	Ano	Trabalhadores	Percentagem Masculino/Feminino
Cheungsoo Ha	2023	101	53,5/46,5
Pavic R	2012	35	42,8/57,2
A nossa série	2023	22	36/64

Quadro XIII: Variação do género de acordo com a literatura

1.2. Lado afetado e lado dominante

Na nossa série, o cotovelo direito foi o mais afetado (60%). Os nossos resultados são consistentes com a série de Singh et al, que verificaram que o lado mais afetado foi o lado direito em doentes com fracturas do capitulo tipo IV. [23]. No entanto, Cheungsoo et al.[24] observaram que o lado mais afetado foi o esquerdo.

No estudo de Wolfson et al, publicado na Clinical Orthopaedics and Related Research, realizado em 100 pacientes com fracturas capitulares, verificou-se que 64% das fracturas envolviam o lado dominante.[25]. Da mesma forma, Szabo TG et al, numa série que incluía 150 doentes com uma fratura do capitel, verificaram que 67% das fracturas envolviam o lado dominante [26]. No nosso estudo, o lado dominante esteve envolvido em 86% das fracturas. A lesão do lado dominante pode ter um maior impacto funcional, especialmente em trabalhadores manuais e pesados.

1.3. Comorbilidade

Na nossa série, a maioria dos doentes não apresentava antecedentes patológicos dignos de registo. Voltando à literatura, a incidência de comorbilidades é variável, com maior prevalência nos doentes mais idosos [27]. No entanto, nestes idosos, a estabilidade biomecânica das fracturas coronais simples de cisalhamento do capitel não é significativamente afetada por estas comorbilidades. [28]. No caso de fracturas deslocadas, a fixação com parafusos de compressão sem cabeça pode proporcionar uma fixação estável, com resultados funcionais bons a excelentes [29].

Outro estudo referiu que as fracturas distais do úmero, que podem incluir fracturas do capitel, estão associadas a co-morbilidades como a hipertensão, a diabetes e a obesidade [30,31]. Além disso, uma revisão de 14 casos de fracturas do capitel tratadas por redução aberta e fixação interna com parafusos de Herbert referiu que apenas um doente tinha antecedentes de artrite reumatoide [17]. Assim, embora não haja evidência clara de comorbilidades específicas comuns nas fracturas do capitelo, é importante considerar as potenciais complicações associadas a estas fracturas, como a necrose avascular e a instabilidade do cotovelo em doentes idosos com tarso.

1.4. Mecanismo

O mecanismo mais comum para as fracturas do capitel é uma queda sobre a palma da mão com o cotovelo em extensão. [32]. Estas fracturas resultam, na maioria das vezes, de traumatismos de alta energia. Os acidentes de viação são a causa mais frequente, representando 62,5% dos casos [33]. Na nossa série, o mecanismo mais frequente foi o acidente doméstico (69% dos casos). Os nossos resultados não estão de acordo com a literatura, o que pode ser explicado pela pequena dimensão da amostra.

Foram referidos outros mecanismos, como o traumatismo direto do cotovelo.

2. Exame clínico

O motivo da consulta é variável. A dor no cotovelo, o inchaço, a deformidade e a impotência funcional são os mais frequentemente descritos na literatura. [11]. A deformidade do cotovelo é evidente, especialmente nos casos de luxação associada. O diagnóstico de uma fratura da cabeça ou colo do rádio pode também ser motivo para a descoberta de uma fratura do capitel associada [1].

3. Classificações

Existem vários sistemas de classificação para as fracturas capitelares, incluindo a classificação modificada de Bryan e Morrey [7]a classificação de Hume [6]a classificação de Dubberley [1] e a classificação de Júpiter [7]
A classificação mais comummente utilizada é a de Bryan e Morrey. Inclui quatro tipos de fratura, dependendo da extensão da fratura:

- Tipo I (fratura de Hahn-Steinthal): fratura osteocondral completa do capitel; a tróclea pode também estar envolvida.
- Tipo II (fratura de Kocher-Lorenz): fratura de cisalhamento osteocondral anterior com envolvimento mínimo do osso subcondral.
- Tipo III (fratura de Broberg-Morrey): fratura comprimida ou cominutiva do capitel.
- Tipo IV: fratura de cisalhamento coronal envolvendo o capitel e estendendo-se até à tróclea

Foram desenvolvidas várias classificações, mas a sua fiabilidade e precisão têm sido postas em causa [3,34]. Atualmente, vários estudos sugerem que um sistema de classificação mais abrangente deve ter em conta o tipo destas fracturas tridimensionais, a deslocação dos diferentes fragmentos e o impacto dos fragmentos nos resultados do tratamento. [35].

No nosso estudo, todos os doentes foram submetidos a radiografia do cotovelo de frente e de perfil. A maioria das fracturas (45%) foi classificada como tipo I, segundo a classificação de Brayn e Maurey modificada. Na literatura, e comparável aos nossos resultados, **Yu et al**. relataram, numa série de 26 doentes, que as fracturas do capitel do tipo I eram as mais frequentes (48% dos casos) [65]. Estes achados foram validados por **Garner et al** [66] com uma percentagem de 75% de fracturas tipo I, e por Trinh et al onde o tipo I representou 84% das fracturas do capitel numa meta-análise que incluiu 28 estudos [67].

3. Exame radiológico :

O exame radiológico inicial inclui uma radiografia completa da face e do perfil, que na maioria dos casos confirma o diagnóstico. No caso de fracturas deslocadas, o sinal patognomónico do duplo arco de McKee é frequentemente visível numa vista lateral, em que os dois arcos, visíveis separadamente, representam o capitelo deslocado e a tróclea. A extensão das fracturas do capitel é frequentemente subestimada nesta avaliação radiológica. Além disso, as lesões não deslocadas podem permanecer ocultas. A TC é geralmente essencial para a avaliação, classificação e planeamento cirúrgico. [36].

4. Gestão terapêutica

O tratamento de uma fratura do capitel depende do tipo de fratura. Alguns autores sugerem o tratamento ortopédico para fracturas não deslocadas ou ligeiramente deslocadas em indivíduos idosos com reduzida exigência funcional ou que não possam ser anestesiados. [37]. No entanto, para a maioria dos autores, a cirurgia continua a ser a base do tratamento destas fracturas [38]. A redução aberta está indicada em todas as fracturas deslocadas do capitulo e naquelas em que a redução fechada falha. A redução anatómica, a fixação estável e a mobilização precoce da articulação do cotovelo são importantes para obter resultados óptimos. [3].

Foram descritas várias modalidades de tratamento:

- Excisão cirúrgica: a presença de cominuição significativa pode impedir a fixação; recomenda-se então a excisão cirúrgica dos fragmentos fragmentados. [10].
- Fixação com parafusos: A redução aberta e fixação interna (ORIF) é a técnica mais comummente utilizada para tratar as fracturas do capitel. Vários implantes são descritos na literatura.

  Wolfson et al [25] descreveram a técnica de osteossíntese das fracturas do capitel utilizando parafusos de compressão com cabeça enterrada. Para melhorar a estabilidade biomecânica, Sen et al [39] recomendaram o uso de placas antiderrapantes associadas a parafusos de compressão. Na nossa série, a técnica mais utilizada é a dos parafusos corticais. Com a evolução da indústria médica, os parafusos escareados estão a ser cada vez mais utilizados.
  A abordagem mais comummente descrita na literatura é uma abordagem externa ao cotovelo; oferece uma boa visão da fratura e controlo da redução. Em pequenos fragmentos articulares, Ring et al [40] recomendam a necessidade de uma abordagem lateral alargada.

5. Avaliação funcional e clínica :

5.1. Dor

5.1.1. Avaliação da dor

A EVA é um método comum e simples de avaliar a dor pós-operatória. Trata-se de uma escala graduada de 0 a 10, em que 0 representa a ausência de dor e 10 representa a dor mais intensa que se possa imaginar. A EVA pode ser utilizada para avaliar a dor antes e depois do tratamento cirúrgico, bem como para monitorizar a dor durante a reabilitação pós-operatória. [41]. Na nossa série, a média da EVA foi de 1,9 [1-3], em consonância com as observações de autores como Roujdi et al [58] e Kaufmann et al [59].

5.1.2. Pontuações funcionais e clínicas

a. Pontuação ASES

O American Shoulder and Elbow Surgeons Score (ASES) [13] é um questionário desenvolvido para avaliar a função do ombro e do cotovelo. A pontuação é uma escala de 100 pontos composta por dois parâmetros: dor e actividades da vida diária. A pontuação da dor vale 50 pontos e a pontuação das actividades da vida diária vale 50 pontos. As pontuações da dor e das actividades da vida diária são depois somadas para obter a pontuação ASES final (em 100) [13]. Esta pontuação é amplamente utilizada nos países de língua inglesa. Numa revisão sistemática da literatura, Flynn et al. observaram que o ASES é o terceiro score mais utilizado (16% dos estudos) para avaliar os resultados a longo prazo das fracturas do capitulo tratadas com qualquer técnica [61].

No nosso estudo, a pontuação média da ASES foi de 72,32, variando de 64 a 80. Os nossos resultados são comparáveis aos da literatura. Num estudo prospetivo de **Guitton et al.** que incluiu 88 fracturas parciais do capitel, a pontuação média da ASES foi de 88 pontos. [42]. Noutro estudo de Hech Z et al. que incluiu 15 doentes com fracturas do capitel tratadas com fios de Kirschner de fio fino, a pontuação média da ASES foi de 91,5 [43].

b. O Índice de Desempenho do Cotovelo de Mayo (MEPI):

O Mayo Elbow Performance Index (MEPI) é um sistema de pontuação utilizado para avaliar os resultados funcionais em doentes com fracturas do cotovelo, incluindo fracturas capitulares. A pontuação tem quatro categorias: dor, amplitude articular, estabilidade e função. A pontuação varia de 0 a 100, sendo que pontuações mais elevadas indicam melhores resultados.[44].

A pontuação média do MEPI na nossa série foi de 90,2, o que é consistente com a maioria dos estudos. Na série de Singh et al, que incluiu 14 casos de fracturas deslocadas do capitel I tratadas por ORIF com parafusos de Herbert, a pontuação média foi de 89,3. Oito pacientes tiveram resultados excelentes e três tiveram bons resultados. [17]. Yoshida et al., na sua série de 26 fracturas do capitel, verificaram que nove doentes obtiveram resultados excelentes (MEPI≥ 90), nove obtiveram bons resultados (75 ≤MEPI≤89) e oito obtiveram resultados razoáveis (60≤MEPI≤74) [45].

Bienvenu et al. descreveram três casos de fracturas do capitel tratadas por ORIF com parafusos de Herbert com cabeça enterrada.[46]. A avaliação funcional de acordo com o escore MEPI foi considerada excelente nos três pacientes, com escores de 94, 96 e 98. Da mesma forma, a pontuação média do MEPI para os 20 pacientes foi de 92,5 na série de Sultan et al. [47].

5.2. Amplitudes conjuntas :

Na nossa série, a média de flexão do cotovelo foi de 137,5°. A extensão média foi de -19,77°. A pronosupinação média foi de 74,32° e 56,82°, respetivamente. Os nossos resultados foram consistentes com a maioria das séries.

Voltando à literatura, Singh (2009) relata resultados positivos em 14 casos tratados com parafusos de Herbert, com todos os pacientes a obterem um cotovelo estável, sem dor e com boa amplitude de movimento [17,23]. A redução aberta e a fixação interna, com o objetivo de obter uma redução anatómica estável e uma reabilitação precoce, são uma garantia de um melhor resultado funcional.

Vários estudos [15,17] observaram uma perda de mobilidade do cotovelo, em particular uma extensão e/ou flexão limitada, após o tratamento cirúrgico das fracturas do capitel. O grau de perda de mobilidade depende da gravidade da fratura, do tratamento utilizado e da reabilitação pós-operatória.

As fracturas do capitel são conhecidas por limitarem a amplitude de movimento da articulação do cotovelo. A rigidez pós-traumática é observada em até 40% dos pacientes, mesmo com mobilização precoce após redução aberta e fixação interna. Apesar desta rigidez, vários autores relataram resultados bons a excelentes [48-50].

Na série de Hulet et al. [51] de fracturas do capitulo tratadas com ORIF, os ângulos médios de movimento do cotovelo no último seguimento foram 4° de extensão (0-30), 138° de flexão (130-145), 83° de supinação e 83° de pronação.

Belmoubarek et al. relataram o caso de uma fratura negligenciada do capitel numa mulher de 36 anos com necessidades funcionais limitadas [15]. No exame inicial, a flexão estava limitada a 95° com extensão livre e pronosupinação. Após redução cirúrgica do calo e osteossíntese por fixação anteroposterior com parafuso de compressão com um único parafuso escareado, a dor desapareceu e a mobilidade foi satisfatória com flexão a 130°, extensão a 0°, pronação a 90° e supinação a 90° [15].

Noutro estudo descritivo de Mani K C et al., que incluiu 22 fracturas do capitel tratadas com ORIF utilizando parafusos de Herbert, os movimentos médios de pronação e supinação foram de 161,59 ± 6,79 graus, respetivamente, num seguimento médio de 37,45 ± 9,43 semanas (28-58 semanas) [22].

No mesmo contexto, Bienvenu et al. descreveram três observações de fracturas do capitel tratadas por fixação direta com parafusos Herbert. A amplitude de movimento articular foi restaurada aos 3 meses de pós-operatório [52].

Além disso, Ogawa et al. apresentaram um caso de um paciente com excisão de um fragmento de uma fratura do capitel. Ele descobriu que a pronosupinação estava completa [52].

Kotte et al. e Zwerus et al. relataram correlações estatisticamente significativas entre a flexão-extensão do cotovelo e a pronosupinação. Verificaram que o resultado funcional não foi afetado por uma ligeira diminuição da amplitude de movimento articular [53,54].

5.3. Retomar o trabalho :

A retomada do trabalho e da atividade diária após uma fratura do capitulo varia na literatura, dependendo do tipo de fratura e do método terapêutico utilizado. No nosso estudo, todos os doentes que realizavam trabalho sedentário regressaram ao trabalho num prazo médio de 10 semanas. No caso dos pacientes que realizaram trabalho extenuante, apenas três não retornaram ao trabalho.

Voltando à literatura, o regresso ao trabalho depende essencialmente da qualidade da redução, da estabilidade primária da fixação e do programa de reabilitação [51,55]. D. Andrew Hulet et al estudaram o retorno ao trabalho das fracturas do capitulo tratadas por ORIF com parafusos de Herbert. Dos 14 doentes que estavam a trabalhar na altura do acidente, 13 tinham regressado ao trabalho no último seguimento. Esta taxa de retorno ao trabalho foi elevada em todas as categorias profissionais, incluindo trabalhadores manuais, trabalhadores de escritório e profissionais liberais. Este autor sublinha a importância da reabilitação e sobretudo do seu início precoce [51].

6. Avaliação radiológica :

Na nossa série, a duração média da consolidação foi de 45 dias. A consolidação tardia foi observada em apenas três casos. Os nossos resultados são comparáveis aos relatados por Ruchelsman et al. que relataram um tempo médio de consolidação de 50 dias na sua série de 16 pacientes tratados com ORIF [67]. HC et al. observaram que o tempo médio de consolidação foi de 4,2 meses [19].

A duração da consolidação no caso de uma fratura do capitel pode variar de acordo com o tipo anatomopatológico da fratura, a cominuição e o método de tratamento utilizado. Kapil Mani K C et al [56]. numa série de 22 fracturas do capitel tratadas por ORIF com parafusos de Herbert, verificaram que a duração média da consolidação foi de 11,13±1,20 semanas (9-15). Esta duração é superior à do nosso estudo.

7. Complicações:

7.1. Complicações agudas :

No nosso estudo, não registámos quaisquer complicações agudas. Os nossos resultados são consistentes com a maioria das séries em que as complicações agudas, como a sépsis, são muito raras. [6,57].

7.2. Complicações crónicas :

As complicações crónicas das fracturas do capitulo são comuns. Na nossa série, a complicação crónica mais frequente foi a rigidez do cotovelo (18,18% dos casos). Voltando à literatura, numa meta-análise recente que incluiu 42 estudos, as complicações mais relatadas após a fixação cirúrgica das fracturas do capitel foram a dor no cotovelo (21%), a artrite radiocapitelar (19%), a remoção do hardware (17%) e as ossificações heterotópicas (13%) [57].

A rigidez do cotovelo é uma complicação muito comum, independentemente do método cirúrgico utilizado. De facto, numa meta-análise de fracturas do capitel tratadas por excisão, a complicação mais relatada foi a rigidez do cotovelo[58].

Na nossa série, as outras complicações registadas são semelhantes às desta meta-análise. A osteoartrite pós-traumática foi observada em 13,63% dos casos. Estes resultados são semelhantes aos encontrados por Baydar et al. [59]. Este autor registou uma taxa de osteoartrite pós-traumática em 14,28% dos casos. Em contrapartida, Dubberley et al. [60] encontraram uma taxa mais elevada de osteoartrite pós-traumática (32,14% dos casos). Esta taxa elevada é explicada pela frequência de lesões cartilagíneas pós-traumáticas do capitel descobertas no intra-operatório.

Todas as fracturas do nosso estudo foram curadas. Voltando à literatura, a taxa de pseudartrose varia entre 0 e 30%. [58]. Em um estudo recente de Nagashree et al. envolvendo 61 pacientes, a taxa de pseudartrose foi de 8,19%. [61]. Esta complicação é mais frequentemente relatada em fracturas cominutivas e fracturas do capitel com extensão à tróclea.

As taxas de ossificações heterotópicas variam na literatura [58] Entretanto, na maioria dos estudos, a quantidade de ossificações não é determinada. Estas ossificações não têm um impacto funcional significativo e não requerem tratamento cirúrgico. [62]. Na nossa série, não observamos a ocorrência de ossificações heterotópicas. Isso pode ser explicado pelo pequeno tamanho da amostra.

A frequência da necrose avascular deveria ser elevada nas fracturas do capitel, uma vez que o fragmento é avascular com pouca fixação de tecidos moles. No entanto, a necrose avascular do capitel foi relatada como sendo muito rara em vários estudos [58]. A prevalência desta complicação pode estar relacionada com a gravidade da lesão inicial, incluindo a cominuição posterior. Em muitos estudos, a maioria dos casos foi observada na classificação de Ring do tipo 3 ou superior [63]. Na nossa série, não foi observada a ocorrência desta complicação.

A última complicação relatada é a osteoartrite pós-traumática. Numa meta-análise que incluiu 42 artigos, a osteoartrite radiocapital foi relatada em 19% dos casos. [57]. Em contrapartida, Nagashree et al.[61] registaram uma taxa mais baixa de osteoartrite (3,27%). Este facto pode ser explicado pela pequena dimensão da amostra e pelo curto período de seguimento. Na nossa série, a taxa de osteoartrite foi maior, estimada em 27,27% dos casos. Esta taxa foi mais elevada nos indivíduos idosos.

8. Resultados de acordo com o método de osteossíntese

Na nossa série, encontrámos melhores resultados nos doentes tratados com fixação antero-posterior com parafusos. No que respeita à mobilidade do cotovelo, no último seguimento, os doentes tratados com fixação antero-posterior com parafusos de Scarf apresentavam melhor mobilidade articular no plano sagital, sem diferença significativa. Relativamente à pronosupinação, as amplitudes articulares foram melhores no grupo de doentes tratados com parafusos Scarf, mas a diferença não foi estatisticamente significativa. O score ASES foi ligeiramente superior nos doentes tratados com parafusos posteriores-anteriores, mas a diferença não foi significativa (p=0,54). Os doentes tratados com parafusos Scarf apresentaram melhores pontuações MEPI do que os tratados com parafusos corticais 3,5, com uma diferença estatisticamente significativa (p=0,03).

Voltando à literatura, os resultados funcionais e clínicos das fracturas do capitel tratadas com ORIF são variáveis. Num estudo descritivo transversal de 22 doentes realizado por KC KM et al, a fixação da fratura do capitel com um parafuso de Herbert resultou numa rápida recuperação da função do cotovelo, com uma pontuação média de Mayo de 91,5 [56]. Estes resultados são consistentes com as observações efectuadas por Makhni et al [14] e Singh et al [20].

Hulet et al., numa série de 14 casos de fracturas capitulares com ou sem extensão troclear tratadas por ORIF com parafusos de Herbert, relataram uma extensão média de 4°, uma flexão média de 138°, uma supinação média de 83° e uma pronação média de 83°. [51].

No que diz respeito às fracturas do capitel tratadas com fixação posterior-anterior com parafusos, existe uma longa história de estudos. Dubberley et al.[60] numa série de 11 casos, estudaram os resultados funcionais e clínicos de pacientes tratados com parafusos corticais de retirada 3,5. O score médio de Mayo foi de (91 ± 11). A amplitude média de movimento do cotovelo foi de 19º a 138º. Widhalm et al., numa série de 13 doentes tratados com fixação posterior-anterior com parafusos, obtiveram uma pontuação ASES média de 37,8 e uma pontuação Mayo média de 92,7. A média de flexão foi de 138,8° ± 7,6° [120-150°] e a média do défice de extensão foi de 4,9° ± 10,4° [-25 a 10°]. A pronação média foi de 88,8° ± 4,0° [80-95°] e a supinação média foi de 85,8° ± 7,3° [70-90°][64].

Os nossos resultados estão próximos destas séries.

Relativamente às complicações, na nossa série não encontrámos diferenças significativas entre os dois métodos de fixação. Voltando à literatura, uma meta-análise recente que incluiu 42 estudos comparou os dois grupos de acordo com a direção de fixação dos parafusos. A taxa média de necrose avascular do capitel foi mais elevada na direção póstero-anterior (29% versus 11%). A taxa de revisão da fixação (2,9% versus 6,7%) e de ossificação heterotópica (7,3% versus 22%) foi superior na direção antero-posterior. Paralisia transitória do nervo interósseo posterior foi relatada em quatro pacientes em quatro estudos, três dos quais tiveram fixação com parafuso ântero-posterior[57].

CONCLUSÃO

As fracturas do capitel são lesões raras. Estas fracturas de cisalhamento coronal do capitel resultam da compressão axial do capitel pela cabeça do rádio. Estas lesões podem provocar calosidades articulares, osteoartrite pós-traumática, rigidez, dor e instabilidade.

Realizámos um estudo retrospetivo de um único centro no departamento de ortopedia e traumatologia do Hospital Mohamed Tahar Maâmouri em Nabeul, durante um período de 6 anos, de janeiro de 2016 a dezembro de 2022, sobre o tratamento cirúrgico das fracturas do capitel.

O objetivo do nosso trabalho foi estudar os resultados funcionais, clínicos e radiológicos do tratamento cirúrgico das fracturas do capitulo e comparar esses resultados de acordo com o método de osteossíntese utilizado.

Incluímos pacientes com idade superior a 18 anos com uma fratura isolada do capitel tratada cirurgicamente com um seguimento mínimo de 6 meses.

Foram excluídas as fracturas do capitel tratadas ortopedicamente, os doentes com idade inferior a 18 anos, as outras fracturas do cotovelo (olecrânio, supra e intercondilares, etc.), as fracturas associadas da diáfise do úmero ou da cabeça do rádio e os processos que não puderam ser processados.

Vinte e dois casos foram incluídos no nosso estudo. A idade média foi de 50,68 anos. A proporção entre os sexos foi de 0,29. Cinco doentes eram fumadores activos. As fracturas envolveram 13 cotovelos direitos (60%) e 9 cotovelos esquerdos (40%). Os acidentes domésticos foram o mecanismo de lesão mais frequente (69% dos casos).
A incapacidade funcional total e a dor foram os sintomas mais frequentes.
Todos os nossos doentes foram submetidos a um exame radiográfico do cotovelo de frente e de perfil. A tomografia computorizada foi efectuada em 11 doentes (50%).
Utilizámos a classificação de Brayn et Maurey modificada para classificar as fracturas do capitel. O tipo I é o mais comum (45% dos casos).
O tempo médio de cirurgia foi de 3,9 dias. Todos os nossos doentes foram submetidos a cirurgia externa do cotovelo. A fratura foi fixada com parafusos ântero-posteriores, utilizando parafusos Scarf em quatro casos, e com parafusos 3,5 em 17 casos. Apenas um caso foi tratado com uma combinação destes dois métodos de osteossíntese. A duração média da imobilização foi de 21 dias, com extremos que variaram entre 16 e 26 dias. O tempo médio de internamento hospitalar foi de 5,77 dias.

O seguimento médio foi de 25,36 meses, com extremos que variaram de 12 a 72 meses. No último recuo, a pontuação média da EVA foi de 1,9. A flexão média foi de 137,5°. A extensão média foi de -19,77°. A pronação média foi de 74,32° e a supinação média foi de 56,82°.

A pontuação média da ASES foi de 72,32 e a medida média do Índice de Desempenho da Clínica Mayo foi de 90,2.

A fratura consolidou-se em todos os doentes num prazo médio de 45 dias. No entanto, registou-se um atraso na consolidação em 4 casos.

Não foram registadas complicações agudas na nossa série.

No que diz respeito às complicações crónicas, foi registada algodistrofia em 2 doentes, rigidez do cotovelo em 4 casos e calo vicioso num doente. Seis doentes apresentavam osteoartrite pós-traumática e apenas num caso se verificou uma protrusão do material.

Comparando os dois métodos de osteossíntese, a pontuação média da EVA foi de 2 para ambas as técnicas. A técnica de osteossíntese não teve influência significativa na pontuação ASES. As medições médias do índice de desempenho da Clínica Mayo foram superiores quando foi utilizado o Scarf, com uma diferença estatisticamente significativa (p=0,038).

Os doentes que utilizaram um parafuso de 3,5 tiveram uma flexão média de 135°, em comparação com 145° quando foi utilizada a técnica Scarf (p=0,078). A utilização de um parafuso 3,5 foi associada a uma extensão média de -26° em comparação com -18° quando foram utilizados parafusos Scarf (p=0,197). Não houve diferença significativa no valor médio da pronação entre as duas técnicas (p=0,477). Para a supinação, observamos que a média no grupo de pacientes tratados com parafusos 3,5 foi maior, mas a diferença não foi estatisticamente significativa (p=0,053).

Em termos de complicações crónicas, observámos 40% de algodistrofia, 40% de osteoartrose e 20% de protrusão nos doentes tratados com fixação direta com parafusos Scarf. Nos doentes tratados com parafusos 3,5, verificámos 24% de rigidez e 24% de osteoartrose. Não foi encontrada qualquer diferença significativa.

Em conclusão, o nosso estudo e os resultados relatados na literatura sugerem que os dois tipos de osteossíntese oferecem vantagens distintas, cada um com as suas características e indicações específicas. A fixação com parafuso De Scarf parece oferecer estabilidade e redução precisa em certos casos de fracturas isoladas do capitel, enquanto a fixação com parafusos 3.5 tem a vantagem de ser de baixo custo e com menos complicações crónicas.

REFERÊNCIAS

1. Suresh S. Fracturas do capitel do tipo 4: Diagnóstico e estratégias de tratamento. Indian J Orthop. 2009;43(3):286-91.

2. Garner M, Schottel P, Hotchkiss R, Daluiski A, Lorich D. Excisão do fragmento da fratura do capitel: uma série de casos. HSS J. 1 de agosto de 2015;11.

3. Picart B, Ferreira A, Malherbe M. Gestão funcional de uma fratura do capitulo tipo II numa jogadora de voleibol. J Traumatol Sport. 1 de março de 2021;38(1):37-9.

4. Tajika T, Hatori Y, Kuboi T, Saida R, Chikuda H. Fratura de cisalhamento articular do capitel numa criança: relato de um caso. JOS Case Rep [Internet]. 25 Nov 2023 [citado 27 Nov 2023]; Disponível em: https://www.sciencedirect.com/science/article/pii/S2772964823000576

5. Yang W, Tian T, Wu HY, Pan QJ, Dang S, Sun ZM. Sínteses e estruturas de uma série de fosfonatos e sulfonatos de uranilo: uma visão das suas correlações e discrepâncias. Inorg Chem. 4 de março de 2013;52(5):2736-43.

6. He SK, Xu L, Guo JH, Liao JP, Qin TW, Huang FG. O impacto das lesões associadas e das classificações das fracturas no tratamento das fracturas do capitel e da tróclea: uma revisão sistemática e uma meta-análise. Int J Surg Lond Engl. junho de 2018;54(Pt A):37-47.

7. McKee MD, Jupiter JB, Bamberger HB. Fracturas de cisalhamento coronal da extremidade distal do úmero. J Bone Joint Surg Am. Jan 1996;78(1):49-54.

8. Tanwar YS, Kharbanda Y, Jaiswal A, Birla V, Pandit R. Análise retrospetiva da redução aberta e fixação interna de fracturas do plano coronal do capitel e da tróclea utilizando a abordagem anterolateral. SICOT-J. 4:8.

9. Mighell MA, Harkins D, Klein D, Schneider S, Frankle M. Technique for internal fixation of capitellum and lateral trochlea fractures. J Orthop Trauma. 2006;20(10):699-704.

10. BAYDAR M, AYKUT S, MERT M, KESKINBIÇKI MV, AKDENIZ HE, ÖZTÜRK K. FIXAÇÃO DE FRATURA CAPITULAR ISOLADA COM PARAFUSOS SEM CABEÇA EM DIFERENTES CONFIGURAÇÕES. Ata Ortop Bras. 30(1):e244357.

11. Rosas S, Paço M, Lemos C, Pinho T. Comparação entre a Escala Visual Analógica e a Escala Digital de Avaliação na perceção da estética e da dor. Int Orthod [Internet]. 1 dez 2017 [citado 9 jan 2024];15(4):543-60. Disponível em: https://www.sciencedirect.com/science/article/pii/S1761722717301225

12. Stanborough RO, Bestic JM, Peterson JJ. Shoulder Osteoarthritis. Radiol Clin North Am. julho de 2022;60(4):593-603.

13. Agel J, Hebert-Davies J, Braman JP. American Shoulder and Elbow Surgeons score: o que nos diz sobre os pacientes que seleccionam o tratamento operatório de uma lesão da coifa dos rotadores? JSES Int. Set 2023;7(5):751-5.

14. Makhni EC, Saltzman BM, Meyer MA, Moutzouros V, Cole BJ, Romeo AA, et al. Resultados após lesão no ombro e cotovelo em jogadores de beisebol: estamos relatando o que importa? Am J Sports Med. Fev. 2017;45(2):495-500.

15. Belmoubarik A, Achargui A, Azagui Y, Bennouna D. Fratura negligenciada do capitel num adulto: sobre um caso e revisão da literatura. Pan Afr Med J. 27 Feb 2015;20:184.

16. Rausch V, Königshausen M, Schildhauer TA, Gessmann J, Seybold D. Fractures of the capitellum humeri and their associated injuries. Obere Extrem. 2018;13(1):33-7.

17. Singh AP, Singh AP, Vaishya R, Jain A, Gulati D. Fracturas do capitel: uma revisão de 14 casos tratados por redução aberta e fixação interna com parafusos de Herbert. Int Orthop. agosto de 2010;34(6):897-901.

18. Najib A, Rifi M, Moustain MR, Berrada MS, Yaacoubi ME. TRATAMENTO CIRÚRGICO DAS FRACTURAS DO CAPITEL EM ADULTOS. 2012;

19. Ha C, Lee JK, Kim S, Jo S, Chung J, Han SH. Incidência e tipologia das fracturas concomitantes do capitel associadas a fracturas do colo do rádio e da cabeça do rádio. Rev Chir Orthopédique Traumatol. 1 de setembro de 2023;109(5):692-3.

20. Chamseddine A, Hamdan H, Obeid B, Zein H. Fraturas articulares frontais da extremidade distal do úmero. Chir Main. 1 de dezembro de 2009;28(6):352-62.

21. Pavić R, Malović M. Fraturas isoladas do capitellum humeri em adultos. Coll Antropol. março de 2012;36(1):187-94.

22. Ha C, Lee JK, Kim S, Jo S, Chung J, Han SH. Incidência e padrão de fratura concomitante do capitel associada a fracturas da cabeça e do colo do rádio. Orthop Traumatol Surg Res OTSR. Set 2023;109(5):103531.

23. Singh AP, Dhammi IK, Garg V, Singh AP, Shuang-ming S. Resultado do tratamento cirúrgico de fracturas do capitel tipo IV em adultos. Chin J Traumatol. 1 de agosto de 2012;15(4):201-5.

24. Cheung EV. Fracturas do capitel. Hand Clin. Nov 2007;23(4):481-6, vii.

25. Wolfson TS, Lowe D, Egol KA. Redução aberta da fratura do capitel e fixação interna com parafusos sem cabeça. J Orthop Trauma. agosto de 2019;33 Suppl 1:S5-6.

26. Szabo TG, Simovitch M, Hak DJ, Altchek DA. Fracturas do capitel: uma revisão de 150 casos. J Orthop Trauma. 2012;26(9):587-92.

27. Lopiz Y, Rodríguez-González A, García-Fernández C, Marco F. Open reduction and internal fixation of coronal fractures of the capitellum in patients older than 65 years. J Shoulder Elbow Surg. março de 2016;25(3):369-75.

28. Borbas P, Vetter M, Loucas R, Hofstede S, Wieser K, Ernstbrunner L. Estabilidade biomecânica da fixação simples da fratura de cisalhamento coronal do capitel. J Shoulder Elbow Surg. agosto de 2021;30(8):1768-73.

29. Mighell M, Virani NA, Shannon R, Echols EL, Badman BL, Keating CJ. Grandes fracturas de cisalhamento coronal do capitel e da tróclea tratadas com parafusos de compressão sem cabeça. J Shoulder Elbow Surg. Jan 2010;19(1):38-45.

30. Moayeri A, Mohamadpour M, Mousavi SF, Shirzadpour E, Mohamadpour S, Amraei M. Fracture risk in patients with type 2 diabetes mellitus and possible risk factors: a systematic review and meta-analysis. Ther Clin Risk Manag. 11 Abr 2017;13:455-68.

31. Werner BC, Rawles RB, Jobe JT, Chhabra AB, Freilich AM. Obesity is associated with increased postperative complications after operative management of distal humerus fractures. J Shoulder Elbow Surg. oct 2015;24(10):1602-6.

32. De Boeck H, Pouliart N. Fracturas do capitel do úmero em adolescentes. Int Orthop. 2000;24(5):246-8.

33. Paneri DJ, Kala DA, Gupta DS. Fratura do capitel: resultado do tratamento cirúrgico. Int J Orthop Sci. 2020;6(2):656-60.

34. Laulan J, Marteau E, Bacle G. O sistema de classificação MEU para as fracturas da extremidade distal do rádio. Interesses prognósticos e terapêuticos de uma análise independente dos diferentes parâmetros de fratura. Hand Surg Rehabil. 1 Dez 2016;35:S28-33.

35. De Thomasson E, Rouvreau Ph, Begue Th, Leriche de Cheveigne C, Mathoulin Ch, Boury G, et al. Limitações e insuficiências dos tratamentos das fracturas recentes da dupla articulação do quarto inferior do rádio. Ann Chir Main Memb Supér. 1 Jan 1994;13(1):13-9.

36. Kunkel S, Cornwall R, Little K, Jain V, Mehlman C, Tamai J. Limitações da linha radiocapitelar para avaliação de radiografias pediátricas do cotovelo. J Pediatr Orthop. Sep 2011;31(6):628-32.

37. Hachimi K, Hattoma N, Sennoune B, Rafai M, Largab A, Trafeh M. Surgical treatment of capitellum fractures in adults. Cerca de oito casos. Chir Main. 1 Abr 2004;23(2):79-84.

38. Tanrıverdi B, Kural C, Altun S. Fracturas do capitel: tratamento com parafusos sem cabeça e resultados. Jt Dis Relat Surg. 18 de junho de 2020;31(2):291-7.

39. Sen MK, Sama N, Helfet DL. Redução Aberta e Fixação Interna das Fracturas Coronais do Capitel. J Hand Surg [Internet]. 1 Nov 2007 [citado 15 Fev 2024];32(9):1462-5. Disponível em: https://www.jhandsurg.org/article/S0363-5023(07)00709-5/abstract

40. Ring D. Open Reduction and Internal Fixation of an Apparent Capitellar Fracture Using an Extended Lateral Exposure. J Hand Surg [Internet]. 1 abr. 2009 [citado 15 fev. 2024];34(4):739-44. Disponível em: https://www.jhandsurg.org/article/S0363-5023(09)00105-1/abstract

41. Sabatino MJ, Jo CH, Wilson PL, Ellis HB. AS ESCALAS DE DOR AUTO-RELATADAS EM PEDIATRIA SÃO VÁLIDAS? Orthop J Sports Med. 29 de março de 2019;7(3 Suppl):2325967119S00039.

42. Guitton TG, Doornberg JN, Raaymakers ELFB, Ring D, Kloen P. Fracturas do capitel e da tróclea. J Bone Joint Surg Am. Fev. 2009;91(2):390-7.

43. Heck S, Zilleken C, Pennig D, Koslowsky TC. Reconstrução de fracturas do capitel radial com implantes de rosca fina (FFS). Injury [Internet]. 2012 Feb [cited 2024 May 8];43(2):164-8. Disponível em: https://linkinghub.elsevier.com/retrieve/pii/S0020138311001732

44. Stavrakakis IM, Sylignakis P, Magarakis GE, Ntontis Z, Chaniotakis C, Alvanos A. Fracturas do capitel e da tróclea. Uma revisão sistemática da literatura. J Clin Orthop Trauma. 1 de agosto de 2022;31:101922.

45. Yoshida S, Sakai K, Nakama K, Matsuura M, Okazaki S, Jimbo K, et al. Treatment of Capitellum and Trochlea Fractures Using Headless Compression Screws and a Combination of Dorsolateral Locking Plates. Cureus. 13(3):e13740.

46. Bienvenu BPKP, Amine ER, Khalid C, Mohamed A, Mohamed El, Mohamed S, et al. Fratura de Hahn Steinthal tratada com fixação por parafuso de Herbert: 3 casos. Pan Afr Med J. 13 Jan 2015;20:30.

47. Sultan A, Khursheed O, Bhat MR, Kotwal HA, Manzoor QW. Tratamento das fracturas capitulares com redução aberta e fixação interna com parafusos de Herbert. Ulus Travma Ve Acil Cerrahi Derg Turk J Trauma Emerg Surg TJTES. nov 2017;23(6):507-14.

48. Zhang D, Nazarian A, Rodriguez EK. Rigidez pós-traumática do cotovelo: Patogénese e tratamentos actuais. Shoulder Elb. Feb 2020;12(1):38-45.

49. Mahmood B. Management of Post-traumatic Elbow Stiffness (Gestão da rigidez pós-traumática do cotovelo). Oper Tech Orthop. 1 de março de 2023;33(1):101027.

50. Mittal R. Posttraumatic stiff elbow. Indian J Orthop. 2017;51(1):4-13.

51. Hulet DA, D'Auria JL, Earp BE, Zhang D, Benavent K, Blazar PE. Long-Term Outcomes and Return to Work After Isolated Coronal Shear Fractures of the Capitellum. J Hand Surg Glob Online. 10 de março de 2023;5(3):310-4.

52. Ogawa T, Shirasawa S. Tratamento conservador em fraturas deslocadas do capitel umeral: uma técnica de redução sob anestesia local. BMJ Case Rep. 17 de abril de 2018;2018:bcr2017223820.

53. Kotte SHP, Viveen J, Koenraadt KLM, The B, Eygendaal D. Valores normativos da força isométrica do cotovelo em adultos saudáveis: uma revisão sistemática. Shoulder Elb. Jul 2018;10(3):207-15.

54. Zwerus EL, Willigenburg NW, Scholtes VA, Somford MP, Eygendaal D, van den Bekerom MP. Valores normativos e factores que afectam a amplitude de movimento do cotovelo. Shoulder Elb. junho de 2019;11(3):215-24.

55. Fisher KJ, Livesey MG, Sax OC, Gilotra MN, O'Hara NN, Henn RF, et al. Os resultados após a fixação de fracturas coronais de cisalhamento do úmero distal são afectados pela abordagem cirúrgica? Uma revisão sistemática e meta-análise. JSES Int. 13 Sep 2022;6(6):1054-61.

56. KC KM, Acharya P, Marahatta SB, Sigdel A, KC A, Dahal SC. Resultados funcionais das fracturas do capitel tratadas por redução aberta e fixação interna com parafuso de Herbert: um estudo transversal descritivo. JNMA J Nepal Med Assoc. Out 2020;58(230):775-9.

57. Heller M, Abdelaal MS, Adams A, Ilyas AM, Kachooei AR. Taxa de Complicações Após a Fixação da Fratura do Capitel: Uma Revisão Sistemática e Meta-Análise. J Hand Surg [Internet]. Nov 2023 [citado 9 maio 2024];S0363502323005907. Disponível em: https://linkinghub.elsevier.com/retrieve/pii/S0363502323005907

58. Carroll MJ, Athwal GS, King GJW, Faber KJ. Fracturas Capitelares e Trocleares. Hand Clin [Internet]. Nov 2015 [citado 9 maio 2024];31(4):615-30. Disponível em: https://linkinghub.elsevier.com/retrieve/pii/S0749071215000803

59. BAYDAR M, AYKUT S, MERT M, KESKINBIÇKI MV, AKDENIZ HE, ÖZTÜRK K. FIXAÇÃO DE FRATURA CAPITULAR ISOLADA COM PARAFUSOS SEM CABEÇA EM DIFERENTES CONFIGURAÇÕES. Ata Ortop Bras [Internet]. 24 Nov 2023 [citado 24 Nov 2023];30(1):e244357. Disponível em: https://www.ncbi.nlm.nih.gov/pmc/articles/PMC8979352/

60. Dubberley JH. Outcome After Open Reduction and Internal Fixation of Capitellar and Trochlear Fractures (Resultados Após Redução Aberta e Fixação Interna de Fracturas Capitulares e Trocleares). J Bone Jt Surg Am [Internet]. 2006 Jan 1 [cited 2024 May 9];88(1):46. Disponível em: http://jbjs.org/cgi/doi/10.2106/JBJS.D.02954

61. Nagashree V, Dheenadhayalan J, Sundaram VP, Zackariya M, Sivakumar S, Vembanan K, et al. Outcome determinants for coronal shear fractures of the distal humerus. Int Orthop [Internet]. maio de 2024 [citado em 11 de maio de 2024];48(5):1295-302. Disponible sur: https://link.springer.com/10.1007/s00264-024-06151-2

62. Bilsel K, Atalar AC, Erdil M, Elmadag M, Sen C, Demirhan M. Fracturas do plano coronal do úmero distal envolvendo o capitel e a tróclea tratadas com fixação interna de redução aberta. Arch Orthop Trauma Surg [Internet]. junho de 2013 [citado em 11 de maio de 2024];133(6):797-804. Disponible sur: http://link.springer.com/10.1007/s00402-013-1718-5

63. Byun YS, Shin DJ, Dan JM, Lee SM, Jeong DG, Gu TH, et al. Resultados Clínicos da Redução Aberta e Fixação Interna na Fratura Articular do Plano Coronal do Úmero Distal. J Korean Orthop Assoc [Internet]. 2016 [cited 11 May 2024];51(4):301. Disponível em: https://jkoa.org/DOIx.php?id=10.4055/jkoa.2016.51.4.301

64. Widhalm HK, Seemann R, Wagner FT, Sarahrudi K, Wolf H, Hajdu S, et al. Resultado clínico e alterações osteoartríticas após tratamento cirúrgico de fracturas isoladas do capitulum humeri com um seguimento mínimo de cinco anos. Int Orthop. Dez 2016;40(12):2603-10.

APÊNDICES

Table I Mayo Elbow Performance Score[7,9]

	No. of points*
Pain (45 points)	
None	45
Mild	30
Moderate	15
Severe	0
Range of motion (20 points)	
>100° flexion arc	20
50°-100° flexion arc	15
<50° flexion arc	5
Stability (10 points)	
Stable	10
Mild instability (<10° of varus-valgus laxity)	5
Gross instability (≥10° of varus-valgus laxity)	0
Daily function (25 points)	
Combing hair	5
Feeding oneself	5
Hygiene	5
Putting on shirt	5
Putting on shoes	5
Maximum possible (total)	100

* The outcome is rated as follows: excellent, 90 to 100 points; good, 75 to 89 points; fair, 60 to 74 points; or poor, less than 60 points.

Apêndice 1: Pontuação do desempenho do cotovelo de Mayo

D

ASES Shoulder Score

Name .... Age .... Date ....

1. Usual Work

2. Usual Sport/Leisure activity?

3. Do you have shoulder pain at night?
- ○ Yes
- ○ No

4) Do you take pain killers such as paracetamol (acetominophen), diclofenac,
- ○ Yes
- ○ No

5) Do you take strong pain killers such as codeine, tramadol, or morphine?
- ○ Yes
- ○ No

6) How many pills do you take on an average day?

7) Intensity of pain?

○ 10 ○ 9 ○ 8 ○ 7 ○ 6 ○ 5 ○ 4 ○ 3 ○ 2 ○ 1

Pain as bad as it can be

8) Is it difficult for you to put on a coat?
- ○ Unable to do
- ○ Very difficult to do
- ○ Somewhat difficult
- ○ Not difficult

9) Is it difficult for you to sleep on the affected side?
- ○ Unable to do
- ○ Very difficult to do
- ○ Somewhat difficult
- ○ Not difficult

10) Is it difficult for you to wash your back/do up bra?
- ○ Unable to do
- ○ Very difficult to do
- ○ Somewhat difficult
- ○ Not difficult

11) Is it difficult for you manage toileting?
- ○ Unable to do
- ○ Very difficult to do
- ○ Somewhat difficult
- ○ Not difficult

12) Is it difficult for you to comb your hair?
- ○ Unable to do
- ○ Very difficult to do
- ○ Somewhat difficult
- ○ Not difficult

13) Is it difficult for you to reach a high shelf?
- ○ Unable to do
- ○ Very difficult to do
- ○ Somewhat difficult
- ○ Not difficult

14) Is it difficult for you to lift 10lbs. (4.5kg) above your shoulder?
- ○ Unable to do
- ○ Very difficult to do
- ○ Somewhat difficult
- ○ Not difficult

15) Is it difficult for you to throw a ball overhand?
- ○ Unable to do
- ○ Very difficult to do
- ○ Somewhat difficult
- ○ Not difficult

16) Is it difficult for you to do your usual work?
- ○ Unable to do
- ○ Very difficult to do
- ○ Somewhat difficult
- ○ Not difficult

17) Is it difficult for you to do your usual sport/leisure activity?
- ○ Unable to do
- ○ Very difficult to do
- ○ Somewhat difficult
- ○ Not difficult

The Total ASES score is: 0

Nb: This page cannot be saved due to patient data protection so please print the filled in form before closing the window

Page design : Aaron Rooney

Reference : American Shoulder and Elbow Surgeons Standardized Shoulder Assessment Form, p section: reliability, validity, and responsiveness Michener LA, McClure PW, Sennett BJ J Shoulder E Nov-D

Apêndice 2: American Shoulder and Elbow Score (ASES)

Índice

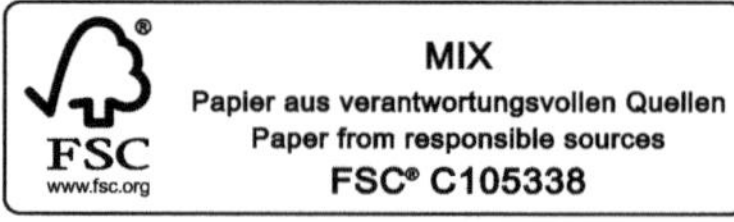

Printed by Books on Demand GmbH, Norderstedt / Germany